eleau

26 I 70e

RECHERCHES

SUR

LE TRAITEMENT

ET SUR

L'ÉDUCATION AURICULAIRE ET ORALE

DES SOURDS-MUETS ;

COMPTE RENDU A L'ACADÉMIE DES SCIENCES

PAR LE Dr DELEAU JEUNE.

(*Première section :* SÉMÉIOLOGIE ET THÉRAPEUTIQUE.)

RECHERCHES

SUR

LE TRAITEMENT

ET SUR

L'ÉDUCATION AURICULAIRE ET ORALE

DES SOURDS-MUETS ;

COMPTE RENDU A L'ACADÉMIE DES SCIENCES

PAR LE Dr DELEAU JEUNE.

(Première section : SÉMÉIOLOGIE ET THÉRAPEUTIQUE.)

MESSIEURS ,

Les questions qui se rattachent à la santé de l'homme, celles qui ont pour objet l'exercice libre et facile des fonctions départies à ses organes, sont toutes dignes, sans doute, du plus haut intérêt. Elles ont dû occuper l'esprit dès l'origine de l'espèce humaine, et elles ne cesseront de l'occuper qu'avec la destruction de l'espèce.

Mais il est des époques de la vie sociale où certaines branches de l'art de guérir doivent plus spécialement attirer toute la sollicitude des hommes qui se livrent à cet art si difficile.

Chez les anciens peuples, et quelquefois chez les modernes, mais à des intervalles éloignés, la médecine opératoire a dû avoir la prééminence : pendant les guerres, après les combats, par une conséquence nécessaire, la chirurgie militaire arrive à l'apogée de sa gloire.

Maintenant que la race humaine a su s'élever par le développement des facultés de l'esprit, qu'elle a connu ses destinées sociales et politiques, la médecine des sens et de l'intelligence a dû prendre le premier rang. En effet, quel est l'homme à la hauteur de notre époque, qui ne sacrifierait pas un organe destiné à remplir des actions physiques, à l'exercice libre et facile de la vue, de l'ouïe et des fonctions de l'encéphale ? Ce que j'avance je l'ai compris dès le jour où je me suis adonné à l'étude des lésions de l'organe de l'audition, considéré comme étant la source de nos plus éminentes facultés. Il y a dix-sept ans que je disais que la médecine auriculaire devait être étudiée avec plus d'ardeur qu'on ne l'avait fait jusqu'à ce jour.

Bichat a nommé la vue et l'ouïe les sens de l'intelligence. Selon moi ce titre n'est applicable qu'à ce dernier. Il suffit de comparer l'aveugle-né au sourd-muet pour justifier mon assertion ; car remarquons bien que celui-là est apte à étudier les sciences, celui-ci acquiert tout au plus, à la suite d'une instruction de plusieurs années, la faculté de communiquer avec nous à l'aide de l'écriture. Quelques aveugles ont été des mathématiciens fort distingués (1) ; tous sont au courant de la civilisation ; ils pénètrent les secrets de notre organisation sociale ; ils se rendent compte de tous nos mouvements politiques. Les sourds-muets les plus remarquables ne sont que des professeurs ou des traducteurs du langage, ou mimique ou écrit.

Ces remarques démontrent donc que c'est par l'oreille que nous arrivent les facultés les plus éminentes.

Ces deux classes d'infortunés jouissent aussi inégalement des plaisirs qu'offre la vie sociale ; les plus grandes privations pèsent encore sur les sourds-muets. Méfiants et inquiets, ils connaissent peu les jouissances physiques. Les plaisirs de la table exigent de l'abandon, de la gaîté : ils sont tristes et réservés ; la peinture, la sculpture n'ont de vie que pour ceux qui connaissent les grands mouvements de l'âme : eux sont étrangers aux grandes commotions qui se passent même sous leurs yeux.

Ils ne peuvent guère partager que l'amour physique, puisque l'amour moral ne résulte que de la conversation et d'un langage harmonieux. Les

---

(1) Paingeon a acquis des connaissances transcendantes en mathématiques ; après avoir remporté les premiers prix au concours général des quatre lycées de Paris , il fut nommé professeur au lycée d'Angers. Delille a porté très-loin la métaphysique de la langue française.

aveugles, au contraire, jouissent au plus haut degré des plaisirs des sens qui leur restent ; leur gaîté est de chaque instant ; leurs passions sont vives, et ils s'y livrent sans beaucoup de retenue.

Qu'on partage ou non ma pensée sur le sort des sourds-muets, comparé à celui des aveugles-nés (1), on n'en sentira pas moins comme moi qu'ils sont dignes de l'intérêt le plus vif. Peu de médecins se sont occupés d'eux. On ne connaît guère que MM. Saissy et Itard. Je m'estimerai heureux si dans ce compte-rendu je prouve que mon dévoûment n'a pas été moins grand que celui de ces deux praticiens.

Il ne s'agira pas dans cette section de faire connaître les causes prochaines de beaucoup de surdi-mutités dites de naissance, de mettre en évidence la possibilité de les faire disparaître et de démontrer quelles en sont les conséquences pour le développement de l'ouïe ; mes expériences pratiques que vous connaissez et que j'ai relatées dans plusieurs mémoires (2) publiés en 1834, ont résolu ces questions. Cependant, s'il

---

(1) « Quels sont les plus malheureux, des sourds-muets ou des aveugles ? A quoi tient la gaîté des uns et la profonde tristesse des autres ? Nous résoudrons la question à l'avantage des aveugles, parce que nous les croyons effectivement moins malheureux. »

GUILLÉ , *Essai sur l'instruction des aveugles.*

(2) *Introduction à des recherches pratiques sur les maladies de l'oreille qui occasionent la surdité.* **Paris, 1834.**

restait encore du doute dans l'esprit de ceux qui ont daigné jeter un coup d'œil sur mes expériences, je les engagerais à les suivre avec persévérance, et bientôt, je n'en doute pas, ils deviendraient partisans de l'examen chirurgical auquel doivent être soumis tous les enfants reconnus sourds dès le bas âge.

Dans cet écrit je ne rendrai compte que des changements les plus délicats, que des médications les plus subtiles jusqu'alors inaperçues, opérées dans l'oreille moyenne, et je ferai connaître toute leur influence sur la perception des bruits, sur l'appréciation des sons et des éléments du langage parlé.

Ce travail a été retardé autant par les difficultés que présentent des opérations délicates et entièrement ne..ves que par le peu de persévérance que les sujets, ou plutôt leurs parents, apportent dans leurs traitements et leur instruction.

C'est au centre d'un grand nombre de sourds-muets entièrement sous la domination du médecin qu'eussent dû être pratiqués de tels essais. Oh ! alors en peu de temps une grande partie des difficultés eussent disparu, et là, au milieu d'un grand concours d'élèves, on eût pu suivre tous les détails d'une clinique nouvelle, établie pour l'avancement d'une branche si intéressante de l'art de guérir, et pour le soulagement d'un grand nombre de ces êtres infirmes.

Le temps et ma persévérance pratique y ont en partie suppléé.

Mes observations comprennent trois époques. La première date de mes premiers essais, elle s'arrête en 1826 ; la seconde va jusqu'en 1830 ; et enfin la troisième comprend les six années qui viennent de s'écouler.

Iʳᵉ ÉPOQUE.

Recherches de la cause prochaine de la surdi-mutité dite de naissance. — Découverte de la cause qui entretient la perforation de la membrane tympanique. — Premiers essais sur le cathétérisme de la trompe d'Eustachi.

Avant de m'occuper des opérations chirurgicales les plus convenables, et qui étaient applicables aux surdités dites de naissance ; avant d'employer, à titre d'essais, des agents thérapeutiques destinés à provoquer des médications dans l'organe de l'ouïe ; et enfin avant de porter un jugement favorable ou contradictoire sur les travaux de mes devanciers, j'ai cru devoir me livrer à la recherche des causes prochaines qui occasionent la surdi-mutité. Ce fut sur la fin de l'année 1819 que j'y procédai, à l'aide de la perforation de la membrane du tympan. Cette opération me parut la plus convenable autant par sa simplicité que par son innocuité pour les patients (1).

(1) *Mémoire sur la perforation de la membrane du tympan.* Paris, 1822.

Déjà, avant moi, des hommes avantageusement connus dans la science s'en étaient servis, non pas d'abord comme moyen étiologique; ils avaient cru atteindre immédiatement un but plus éloigné.

Sans études expérimentales préliminaires; sans connaître les effets puissants de la nature pour amener la cicatrisation prompte de la grande cloison tympanique; sans prévoir les dangereuses sympathies de l'oreille moyenne, et surtout sans se rendre compte du temps nécessaire à une oreille non exercée et profondément lésée pour recevoir, modifier et transmettre les sons à l'organe encéphalique chargé de les apprécier, ils avaient tenté la guérison immédiate de la surdi-mutité : aussi, qu'arriva-t-il? que tous ces praticiens échouèrent. Entre leurs mains la perforation de la membrane tympanique, loin de rendre l'ouïe, ne servit pas même à faire connaître quelle était la condition indispensable à sa persistance; elle ne dévoila pas la cause prochaine de beaucoup de surdi-mutités.

Plus persévérant que mes devanciers et plus restreint dans mes premières recherches, l'opération de la perforation de la membrane du tympan me démontra : 1° que la communication établie entre l'oreille externe et l'oreille moyenne ne peut subsister pendant plusieurs années qu'autant qu'elle a servi d'émonctoire à des sécrétions morbides de la caisse du tambour, ou, autrement dit, en terme chirurgical, qu'autant qu'elle est une véritable fistule;

2° Que chez beaucoup de sourds-muets la surdité complète ou cophose ne date que des premières années de leur naissance.

Certes, messieurs, ce n'était pas peu de chose que d'établir ces axiomes, et ce n'était pas en quelques mois que je prétendais y parvenir, puisque Maunoir, Itard, Astley-Cooper et d'autres chirurgiens non moins recommandables avaient échoué; sûrement, parce que, trop occupés, ils ne voulurent pas concentrer leurs efforts sur un point en apparence de si peu d'importance.

D'après cette découverte des conditions nécessaires à l'entretien d'une ouverture faite à la cloison tympanique, il est facile de se rendre compte de la bonté ou de l'inutilité du remède opératoire et de la qualité des instruments que l'on doit employer. C'est dans mon traité de la perforation, qui renferme de nombreuses expériences, que l'on acquiert toutes ces données pratiques.

En parcourant une notice sur les sympathies de l'oreille moyenne, lue à l'Académie des sciences, en 1836, on apprendra aussi à limiter les essais opératoires que l'on pourrait faire sur l'oreille, et l'on se rendra compte des accidents survenus à la suite des perforations suivies d'injections aqueuses et éthérées portées dans la caisse du tambour à l'aide de cette ouverture. Ces procédés dangereux ont plus d'une fois été suivis, sinon de la mort, du moins d'accidents graves.

Mais tout en appréciant les qualités négatives de l'ouverture artificielle faite à la membrane du tympan, j'ai dû mettre à profit tous les renseignements qu'elle m'a fournis sur le nombre de sourds-muets susceptibles d'acquérir l'ouïe et sur les premières sensations auditives qui se développent instantanément à un âge déjà avancé !... Ici encore, j'ai appris à restreindre les exigences des métaphysiciens qui pensaient trouver dans l'exercice de cette nouvelle fonction plus que la raison ne permet d'y observer; exiger qu'un enfant dans un état imparfait de développement, rende compte des opérations intellectuelles les plus compliquées, à peine comprises par les physiologistes, c'est une preuve que le merveilleux, le surnaturel, l'impossible en un mot, auront toujours des partisans. Quant à moi, jusque-là, je me suis contenté de savoir, à l'aide de la perforation, que beaucoup d'enfants apportent en naissant des lésions de l'oreille moyenne accessibles à nos moyens thérapeutiques.

Mes idées étant bien arrêtées sur la nature et le siége du plus grand nombre de ces affections qui ont pour symptôme la surdité, ayant surtout constaté par des expériences suivies et exactes tout l'embarras et l'incertitude que l'on éprouve en procédant de dehors en dedans pour atteindre à l'oreille moyenne, je fixai toute mon attention du côté de la trompe d'Eustachi; je réformai de suite les sondes de métal inutilement employées et par cela même abandonnées par MM. Boyer, Itard et les élèves de Saissy; je pus porter des sondes dites de gomme élastique jusqu'à la partie osseuse des trompes d'Eustachi : oh! alors, il fut facile de se rendre compte des insuccès de mes confrères et des réformes que j'allais apporter dans l'art de traiter les maladies de l'oreille! Mon assurance sur l'avenir fut partagé par l'honorable Percy. Dès l'année 1823 il vous annonça mes progrès futurs, comme il les avait prédits à Ducamp, à Civiale, au début de leurs brillantes carrières.

Une année plus tard, Honoré Trezel vous fut présenté; vous l'avez trouvé dans un état assez satisfaisant, malgré l'imperfection de son ouïe, inévitablement due au mauvais choix des médications opérées dans ses organes auditifs, et à l'incertitude du mode d'éducation des sens et de l'art de la parole.

Heureusement, messieurs, que vous avez compris l'état d'enfance de la médecine auriculaire, et que vous n'avez rien négligé pour la porter au niveau des autres branches de l'art de guérir.

IIᵉ ÉPOQUE.

Les sondes de gomme pénètrent jusqu'à la partie osseuse de la trompe d'Eustachi et deviennent agents désobstruants. — L'eau et tous les liquides introduits dans la caisse du tambour nuisent à l'audition ; il faut y substituer l'air atmosphérique.

On comprend fort bien qu'une sonde métallique, qui ne pénètre que de deux lignes dans un canal long de deux pouces, fortement évasé à l'extrémité qui reçoit l'instrument, étroit et resserré dans le reste de sa longueur, ne peut, par elle-même, agir sur ce canal dans le cas où il est rétréci ou obstrué. Une fois en place, elle ne sert que de conducteur à d'autres agents dilatants ou désobstruants, tels que les liquides aqueux, alcooliques ou éthérés que les praticiens lancent à l'aide d'une seringue ou d'une pompe foulante dans le conduit étroit de la sonde, sous la forme d'une colonne d'une demi-ligne de diamètre.

L'action de ces liquides est annulée en quittant un canal resserré pour tomber dans un évasement charnu de trois lignes. Si, par hasard, le jet vient agir contre un rétrécissement, il rétrograde aussitôt, n'étant soutenu que par des parois n'offrant aucune résistance. Ce n'est donc, en général, que dans le cas d'un état sain du conduit guttural que la sonde de métal favorise l'introduction d'un liquide dans la caisse du tambour ; mais alors, cette introduction n'est pas seulement inutile, elle détermine des accidents graves.

Une sonde flexible, au contraire, devient elle-même un corps dilatateur et désobstruant de la trompe d'Eustachi.

Cette sonde, dirigée et conduite dans ce tube charnu par l'extrémité courbée de son mandrin, fait sentir ses effets salutaires dans une longueur de douze et même de quinze lignes, et si la maladie n'a son siége que dans un point de cette étendue, l'ouïe se développe à l'instant.

Voilà donc un premier perfectionnement que j'apportai à l'opération du cathétérisme de la trompe d'Eustachi, tombée en désuétude entre les mains de mes prédécesseurs qui s'étaient chargés en même temps de la discréditer. Vos honorables suffrages, messieurs, ranimèrent leur ardeur; ils tentèrent de nouveaux essais; mais ils eurent encore une fois l'occasion de proclamer leur insuccès, dont ils accusèrent et l'inventeur des nouveaux perfectionnements dans l'art de sonder, et ses adhérents, comme s'ils étaient responsables de l'habileté chirurgicale de leurs rivaux et de l'appréciation des lois physiologiques par tous ceux qui embrassent l'art de guérir.

Persévérant dans la ligne que je m'étais tracée, et impatient d'arriver au but que l'Académie s'était proposé d'atteindre en me confiant de jeunes sourds-muets, je profitai des fautes de mes confrères et j'étudiai de nouveaux perfectionnements; je découvris que l'eau et tous les liquides portés dans le centre de l'oreille moyenne, dont la paroi externe est restée intacte, non-seulement sont impuissants pour rendre l'ouïe, mais peuvent devenir la source de maux irréparables. Contraint d'abandonner ces prétendus agents thérapeutiques, je leur substituai l'air atmosphérique.

Les sourds-muets Dussault, Lecomte, Martin, furent les premiers traités à l'aide de cet agent naturel à l'organe de l'ouïe.

Leur histoire trouvera place dans cet écrit, lorsqu'il sera question des rapports de l'ouïe et de la parole.

Je fis aussi des essais à l'hospice des Orphelins; ils eurent la réussite la plus complète (1) : chez trois enfants l'ouïe se développa et se conserva au point qu'ils entendirent le battement d'une montre éloignée à un pied du pavillon de l'oreille.

MM. Magendie et Savart visitèrent ces enfants.

L'emploi de l'air substitué à l'eau devint aussi le véritable explorateur des causes prochaines de la surdité; le traité que je publie ne laisse aucun doute à cet égard.

____

(1) *Rapport adressé aux membres de l'administration des hospices de Paris.* Paris, 1829.

IIIᵉ ÉPOQUE.

Hygiène et sympathies de l'organe de l'ouïe.

Les instruments explorateurs de l'oreille moyenne, ainsi que le procédé opératoire, ayant acquis tous les perfectionnements désirables, il restait à étudier leur action sur les organes avec lesquels ils devaient être mis en contact. Il fallait reconnaître, à l'aide d'observations nombreuses, les nouveaux modes de sensibilité, de vie, de rapports organiques que les tissus acquéraient dans leurs communications nouvelles et trop tardives avec les agents excitateurs de l'oreille moyenne; il fallait préciser comment se comporteraient les bruits, les sons et l'air atmosphérique nouvellement introduits dans cet appareil si compliqué. Ce ne fut pas sans de grandes difficultés que j'y parvins. Tantôt les sujets me manquaient, d'autres fois ils étaient trop peu intelligents pour me rendre compte de leurs sensations, et enfin, le plus souvent, le langage mimique était insuffisant pour transmettre des observations de physiologie pathologique si neuves et si subtiles. Je parvins cependant à acquérir de nouvelles connaissances. J'en fis part à l'Académie dans deux mémoires que j'ai eu l'honneur de lire dans la séance du 22 août 1836; ils sont intitulés : 1° *Des Effets pathologiques de*

quelques lésions de l'oreille moyenne sur les mus-
cles de l'expression faciale, sur l'organe de la vue
et sur l'encéphale; 2° Recherches sur la présence
de l'air dans l'oreille moyenne.

A l'aide des sondes flexibles et de l'air atmosphérique comprimé, je parvenais bien à rendre
l'ouïe; mais souvent l'oreille moyenne s'irritait au
point de renouveler des engouements qui affai-
blissaient de nouveau ce sens. Dans les saisons hu-
mides, à l'époque des épidémies catarrhales (1), la
sensibilité des tissus muqueux de l'oreille passait
à l'inflammation aiguë, après avoir affaibli, per-
verti l'audition.

De nouveaux soins chirurgicaux devenaient indispensables. J'ai cité des exemples de ces rechutes si déplorables (2).

DE L'AGE DES SOURDS-MUETS.

L'âge des sourds-muets dont on veut explorer
l'organe de l'ouïe doit être pris en considération,
par rapport 1° à la possibilité de pratiquer le cathétérisme du conduit guttural du tympan; 2° à
l'ancienneté de l'affection qui occasione la surdité; 3° à l'acquisition du langage représentatif des

(1) La grippe de 1832 et celle qui a régné en 1837 occasionèrent
beaucoup de rechutes chez mes malades affectés d'otites chroniques.
(2) *Introduction à des recherches pratiques*, pages 107 et 165.

idées; 4° à la faculté de parler correctement...
Parmi les moyens indispensables pour constater
qu'un enfant âgé de quinze à trente mois est
sourd-muet, les uns sont au pouvoir des parents,
tels que l'impossibilité de fixer l'attention par des
bruits et des sons, et par le refus d'imiter ces derniers (1), les autres sont du ressort de la chirurgie : ils consistent dans les divers procédés
inventés pour constater l'état de l'organe auditif.

Il est toujours facile d'explorer l'oreille externe;
à l'aide des rayons du soleil ou d'un spéculum on
y parvient toujours. Il n'en est pas de même des
moyens indispensables pour se rendre compte des
lésions de l'oreille moyenne; on ne peut exercer
le cathétérisme avant l'âge de trois ans; je suis le
seul, je crois, qui ait réussi à sonder à un âge
aussi tendre. Mais, je l'avoue, l'épreuve n'est pas
toujours évidente; ce n'est guère que de quatre à
cinq ans que je puis reconnaître avec une entière
certitude s'il y a ou non maladie de l'oreille
moyenne.

Lorsque les sourds-muets ont passé l'âge de
douze à quinze ans, on comprend très-bien qu'il
est fort douteux qu'une lésion quelconque qui
siège dans l'oreille moyenne n'ait pas détruit en
grande partie cet appareil si compliqué. Les in-
flammations chroniques finissent toujours par épais-

(1) *Voy*. mon *Introduction à des recherches*, etc., p. 49.

sir les membranes, ou elles se propagent dans le labyrinthe.

Quoique j'aie vu à l'hospice des Orphelins des guérisons opérées à cet âge avancé, je n'hésite pas cependant à dire qu'il ne faut pas mettre au traitement les sourds-muets qui y sont arrivés. Ce conseil est dicté, non-seulement à cause du doute que l'on peut avoir sur la curabilité de l'affection de l'oreille, mais plutôt encore à cause de la difficulté que l'on rencontre chez ces adolescents à leur faire adopter un nouveau langage pour lequel ils éprouvent une grande aversion. Ils n'acquièrent qu'avec trop de peine la faculté d'imiter la parole, et l'étude de la langue ne leur présente pas assez d'attraits pour qu'ils fassent volontairement et avec empressement le sacrifice de plusieurs années passées dans un travail assidu et presque exclusif.

Un enfant qui apprend à parler, se prête avec empressement à toutes les répétitions que sa mère exige d'une manière enfantine; il passe ses premières années à imiter incomplètement et souvent d'une manière bizarre les articulations qui arrivent à son oreille : loin de tourner en ridicule ses petits travers de prononciation, on s'en amuse et il en rit avec ses institutrices complaisantes. Imiterez-vous cet enfantillage avec des jeunes gens de quinze à dix-huit ans? Vous n'en aurez pas la patience et leur amour-propre s'en trouverait blessé; cependant, tout le monde le sait, c'est là la seule et la vraie méthode pour apprendre à parler.

L'EXPLORATION DE L'ÉTAT DE L'OREILLE CHEZ LES SOURDS-MUETS MISE EN PRATIQUE.

En thérapeutique chirurgicale, lorsqu'il s'agit d'opérations nouvelles, et surtout lorsqu'on s'adresse aux organes des sens, il faut toujours procéder sur un certain nombre d'individus. Car qu'est-ce qu'un, deux ou trois faits prouvent pour ou contre une opération délicate, pour ou contre l'habileté d'un praticien? Trois sujets peuvent se trouver dans des conditions extrêmement favorables à la réussite, comme trois opérés peuvent être dans des circonstances inopportunes. C'est donc par un grand concours de faits recueillis sous les yeux de nombreux observateurs, et mis très-soigneusement en rapport avec de pareils faits présumés contradictoires, qu'on arrive à la connaissance de la vérité. Ce ne fut pas d'après ces principes que je procédai lors de mon début dans la spécialité que j'ai embrassée : pensant qu'il ne s'agissait que de prouver, contradictoirement aux assertions émises avant mes recherches, que l'on peut reconnaître l'état de l'organe auditif des sourds-muets à un âge peu avancé ; que ces lésions sont souvent curables ; qu'il faut à ces enfants une éducation spéciale pour developper l'ouïe et la parole, etc., mes premières expériences furent faites sur des individus isolés et pris sans choix, c'est-à-dire sans égard à l'âge, au sexe, au degré d'intelligence, aux localités, à la gravité et à l'ancienneté des lésions du sens auditif.

Certes, c'était une preuve, et on l'avouera, que je ne craignais pas de multiplier les difficultés. Je pris indistinctement les premiers sujets qu'on me présenta. Ils me fournirent l'occasion, il est vrai, de faire de nouvelles études; ils me servirent à mettre au jour quelques vérités jusqu'alors inconnues, telles, par exemple, que la faculté que nous avons d'émettre deux paroles à la fois, et quelques autres que je ferai connaître. Mais quel fut mon étonnement quand je vis quelques médecins, sans aucun examen, sans proposer des expériences comparatives (1), exiger de mes élèves une ouïe

(1) Celui qui n'a jamais eu l'occasion d'apporter dans l'art de guérir une idée nouvelle, celui qui n'a pas fait de tentatives pour y introduire un procédé opératoire longuement médité, ne comprendra jamais les obstacles sans nombre rencontrés à chaque pas par les innovateurs ; à ce titre seul l'improbation est souvent générale. Dans les sciences mécaniques, l'auteur d'une découverte peut facilement en démontrer l'utilité et la faire adopter ; il a toujours à sa disposition les matériaux qui ont servi à des expériences, et il peut toujours compter sur la fixité des lois qui régissent les corps bruts.

En physiologie pathologique, au contraire, y a-t-il rien au monde de plus versatile que la matière observable? L'homme souffrant a-t-il dans sa conduite, dans son régime, dans ses habitudes, dans ses volontés, la moindre fixité ? Si parmi l'innombrable variété des souffrances auxquelles est en proie l'espèce

assez fine, non-seulement pour être mise en rapport avec ses excitants naturels, tels que les bruits, les sons, mais vouloir aussi que les organes qui exercent cette fonction se perfectionnassent au point d'acquérir la connaissance parfaite des arts les plus difficiles, celui de la parole et celui du langage perfectionné!!!

Dans un art qui ne fait que de naître, quand on découvre de nouvelles vérités, que peut-on exiger d'un innovateur? qu'il fasse mieux que ses devanciers. Voilà tout. Mais lui poser des questions, lui assigner un but! En vérité, n'est-ce pas sortir des

humaine, l'observateur en rencontre de celles qu'il veut méditer, le plus souvent elles lui échappent, soit par l'inconstance de celui qui les porte, soit par l'effet de ses irrésolutions ou de ses préjugés, soit enfin par la crainte ou par l'ignorance de ceux qui l'entourent.

Il est encore d'autres obstacles à la réussite des innovateurs, que j'ose à peine indiquer ; je veux parler de l'absence des qualités que possédaient les Percy, les Dupuytren. Vous le savez, messieurs, outre les connaissances acquises, le tact sûr, le jugement profond, on rencontrait aussi en eux la bienveillance, la patience pour la recherche de la vérité, et l'impartialité dans les jugements qu'ils portaient sur l'utilité et sur l'avenir des opérations ; ils ne craignaient pas de sacrifier une partie de leur temps pour encourager, pour aider les médecins qui se livrent à la recherche d'idées nouvelles et de procédés opératoires moins dangereux que ceux que nous ont laissés nos prédécesseurs.

En énumérant les obstacles que doivent vaincre les praticiens innovateurs, je n'ai certes pas l'intention de les rebuter dans leurs utiles entreprises ; mon but, au contraire, est de les prévenir de bien mesurer leurs forces, et de leur aplanir la route qu'ils doivent parcourir.

limites de la raison? Pourquoi donc ne pas demander aussi à un opéré de la cataracte une vue parfaite pour acquérir l'art de peindre, à un amputé l'art de la danse (1)!!

De telles objections ne pouvaient pas interrompre mes travaux d'un seul instant; loin de là, je me livrai à de nouveaux efforts, et comme je viens de le dire, je m'étais créé moi-même des difficultés. J'en fus récompensé; j'agrandis mes études, je sentis le besoin de procéder à mes recherches sur un grand nombre d'individus, afin d'obtenir des résultats qui pussent être comparés, et enfin je posai les axiomes que j'énonce ici. Pour être utile aux sourds-muets, et pour découvrir quelques vérités nouvelles dans la physiologie des organes du langage phonique, il faut :

1° Explorer l'état de l'organe auditif des sourds-muets dès l'âge de trois ans;

2° Faire choix d'un traitement chirurgical rationnel, ou de l'éducation mimique, selon que l'opéré trouvera l'ouïe ou sera jugé sourd-muet pour la vie;

3° Apprécier, mesurer le degré d'ouïe nécessaire pour apprendre à parler, selon l'état futur de l'ouïe;

---

(1) Ces exigences, émises dans le sein d'une académie, ont cependant eu quelques partisans : j'en suis fâché, c'est une preuve que l'on ne rencontre pas chez tous les hommes bonne foi et jugement sain.

4° Etudier l'influence sur les facultés intellectuélles de l'absence de la parole et de l'usage du langage représentatif des idées ;

5° Etablir par le besoin et par une instruction bien ordonnée les rapports de l'ouïe avec les organes de la parole ;

6° Faire usage des signes phonographiques ;

7° Enfin, trouver pour chacune des branches d'études que je viens de faire entrevoir, des méthodes ou des systèmes d'éducation qui doivent en abréger le cours.

Tels furent, messieurs, après quelques années de soins chirurgicaux donnés aux sourds-muets, les nouveaux sujets de travail qui me forcèrent de remettre d'année en année ce compte-rendu que je devais à toute la sollicitude que vous eûtes toujours pour moi.

Si cette justification vous paraissait insuffisante, j'ajouterais que je ne fus pas secondé dans le nombre et dans le choix des sourds-muets que l'on devait mettre à ma disposition. Les seuls que je pus explorer et instruire en partie furent ceux que renfermait l'hospice des Orphelins en 1829.

Dans ces derniers temps, j'ai visité le département d'Eure-et-Loir. Les sourds-muets qu'il renferme furent réunis à Chartres le 18 février 1837. Trois de ces infortunés furent jugés curables. L'examen authentique que j'en fis est relaté dans un rapport joint à celui que j'ai adressé à l'administration des hospices de Paris; tous deux justifient le titre que j'ai donné à cet article (1).

DES RÉSULTATS GÉNÉRAUX DE MES TRAITEMENTS.

On doit considérer les résultats généraux de mes traitements relativement aux avantages qu'ils procureront :

1° A l'enseignement de la séméiologie et de la thérapeutique auriculaire;

2° Aux institutions de sourds-muets;

3° A la physiologie pathologique de l'oreille;

4° A l'acoustique;

5° A l'étude du langage;

6° Et enfin aux individus traités.

Jusqu'à ce jour, la médecine clinique ne s'est point occupée des maladies de l'oreille; nos hôpitaux ne reçoivent pas les personnes affectées de

(1) Ce sera après avoir pris connaissance de ces rapports et de l'article qui suit qu'il sera prouvé que le temps est venu de fonder un asile pour les sourds-muets susceptibles de recouvrer suffisamment l'ouie pour apprendre à parler. Tous les médecins, tous les savants (et ils sont en grand nombre) qui se sont donné la peine de suivre les progrès de mes élèves en sont unanimement convaincus; ils m'ont exprimé le désir de voir réaliser cette nouvelle institution, et je suis certain qu'ils assisteront les malheureux sourds-muets qui offriront des chances de succès à mes traitements. Des élèves en constateront les effets, les compareront à ce que l'on obtient ailleurs; en un mot, je m'efforcerai de faire de cet asile un lieu d'instruction.

surdité, et si quelques-unes se présentent aux consultations on se borne à leur prescrire un séton, ou le plus souvent elles me sont adressées. J'en profite pour faire quelques leçons que veulent bien écouter la plupart des médecins étrangers qui visitent la capitale. J'espère que cette branche d'enseignement sera un jour adoptée par l'administration des hospices.

C'est avec une grande satisfaction que je vous annonce, messieurs, que plusieurs de mes opérés ont été admis à l'institution des sourds-muets de Paris pour y recevoir l'éducation auriculaire et orale.

L'état de l'ouïe a été constaté chez quelques-uns; chez d'autres, on a pu apprécier la bonté de la méthode d'éducation de la parole.

M. le docteur Itard n'a pas dédaigné de s'occuper de l'instruction auriculaire et orale d'une jeune fille nommée Gaboriau. Il a décrit dans son rapport à l'administration de cette institution le degré d'ouïe qu'elle possédait après être sorti de mes mains ; elle n'avait cependant reçu que quelques douches d'air.

Depuis que ce médecin s'est occupé de son éducation, comme il l'a annoncé dans son deuxième rapport du 9 février 1827, j'ignore ce qu'elle est devenue.

On compte encore aujourd'hui dans cet établissement la jeune Eugénie Rosset , l'orphelin

Nogaret, dont j'ai tracé l'histoire dans mon rapport à MM. les membres de l'administration des hospices de Paris. Sous le rapport de l'instruction dans le langage articulé, M. le directeur s'est plu à faire briller aux séances publiques Benjamin Dubois, qui est resté chez moi pendant une année. Il s'est empressé de faire connaître que c'était à la bonté de ma méthode d'éducation que ce jeune homme devait toute sa supériorité sur les autres sourds-muets instruits dans l'institution même, où, jusqu'en 1826, on s'était peu occupé de l'alphabet phonique.

M. Ordinaire a visité chez moi les enfants qui y sont à demeure ; il a pu comparer leur état à celui des sourds-muets traités avant mes innovations.

A Toulouse, l'institution ne possède qu'un entendant et parlant; c'est Eugène Lecomte, que votre commission connaît : il a été condisciple ou plutôt élève d'Honoré Trezel.

Ces exemples d'enfants qui sont sortis de la classe des sourds-muets, et qui devraient en être séparés, suffisent pour démontrer la nécessité d'établir une succursale aux institutions qui renferment ces infortunés.

C'est après avoir établi le diagnostic des maladies de l'oreille moyenne pendant la vie des individus, qu'on apprécie, après la mort, les progrès faits récemment dans la pratique. C'est aussi par les autopsies qu'on pourrra rendre compte de la physiologie pathologique de l'organe de l'ouïe. Mais ce n'est que dans des établissements qu'on peut s'aider de ce moyen si puissant d'investigation et de progrès pour l'avancement de la science. Il faut absolument connaître pendant la vie, à la suite de longs et fréquents rapports avec les individus affectés de surdités, le mode et les perversions d'ouïe qu'ils possèdent, pour établir ensuite leurs liaisons avec le siége et le degré d'acuité de la lésion de l'organe. Ce sera aussi l'époque des progrès de l'acoustique : le médecin transmettra ces faits au physicien ; c'est à lui qu'est réservée la tâche d'aider aux progrès de cette branche de la physique (1).

Dans les sections suivantes de mon compte-rendu, on jugera comment l'étude de l'état des

(1) Nous avons entendu des hommes fort savants dans cette science se plaindre que les médecins ne sont pas assez physiciens. Ils n'ont donc pas réfléchi au temps qu'exige la pratique de l'art de guérir ! D'ailleurs, si les médecins possédaient toutes leurs connaissances, que leur resterait-il donc à faire? Certes une chaire de professeur de physique , dans une faculté de médecine , serait complètement inutile. Celui qui l'occupe est chargé d'une spécialité qu'il doit non-seulement transmettre aux élèves, mais il doit aussi s'appliquer à lui faire faire des progrès. Si en dehors de l'école on proclame des cures obtenues par le galvanisme , si on recherche les effets, sur le corps vivant , du vide appliqué en grand , c'est à lui de répéter les essais et d'obtenir les mêmes résultats; autrement il manque à la mission qni lui est confiée !

sourds-muets conduit à la perfection du langage phonique.

Pour démontrer les avantages que les traitements rationnels des maladies de l'oreille procurent aux sourds-muets, il suffit de lire l'histoire de ceux qui les ont subis, de communiquer avec eux, et surtout de les comparer avec leurs anciens compagnons d'infortune. Tout le monde, sans être médecin, peut se livrer à cet examen et juger sainement les faits; mais, encore une fois, c'est en comparant entre eux les sourds-muets traités et éduqués, et non avec les individus qui ont toujours joui de l'intégrité des sens, que l'on peut arriver à ces résultats.

Cet examen, ces comparaisons sont obligatoires pour toutes les personnes attachées aux établissements de sourds-muets et aux administrations de bienfaisance. Pour en faciliter les moyens, j'ai toujours à leur disposition de jeunes sourds-muets en traitement, et d'autres dont l'éducation auriculaire et orale est achevée.

Je vais dire un mot sur quelques-uns, en suivant l'ordre que j'ai établi pour l'étude de ma thérapeutique. Je renvoie leurs histoires complètes aux autres sections de ce compte-rendu.

Les observations faites en 1825 sur Honoré Trezel, et que vous avez trouvées dignes, messieurs, d'être lues en séance publique, laissaient entrevoir un nouvel avenir pour beaucoup de sourds-muets ; elles devenaient le fondement de la physiologie du langage parlé. Mais je devais craindre que mes premières recherches, l'inutilité des efforts de mes prédécesseurs, et l'empyrisme de leurs procédés opératoires, ne fissent avorter de si belles espérances.

Heureusement vous m'avez mis à même de poursuivre mes travaux !

Mes expériences furent répétées sur vos nouveaux protégés; elles favorisèrent la réalisation de mes prévisions, et elles accomplirent le vœu formé par l'organe de vos commissions.

Honoré Trezel et quelques autres opérés, qui datent de son époque, nous offrirent des exemples d'organes auditifs ouverts subitement aux bruits et aux sons. Pour les premiers instants, voilà tout ce que l'on était en droit d'espérer d'un sens si nouveau dans ses relations extérieures ainsi que dans ses relations intérieures, c'est-à-dire avec l'organe encéphalique. Ses rapports avec nos moyens d'expressions, avec les langues, devaient être reportés à une époque de perfectionnement beaucoup plus éloignée.

Percevoir des bruits graves, en indiquer la direction et le nombre, saisir les sons de voix élevés, voilà pour les relations externes d'une oreille si peu expérimentée.

Intimider l'individu, le rendre craintif en transmettant au cerveau des sons produits par des corps d'une grande dimension et doués de larges vibrations, tels que des cloches, des carreaux de vitres, voilà toute la série de ses rapports intérieurs.

Leurs effets provoquèrent la faculté de l'attention : plus tard, l'intelligence fut mise en jeu. Entendant les sons devenus parole sous l'influence des organes de la bouche, sachant depuis long-temps, par l'organe de la vue, que nous établissons ainsi nos relations, ces élèves pensèrent que tous les êtres possédant des lèvres, une langue, etc., étaient doués de la même faculté et établissaient entre eux les mêmes rapports : de là leur empressement pour vouloir faire parler des chiens, des chats. Cette croyance était d'autant plus vive chez Honoré Trezel, et d'autant mieux justifiée, qu'il avait appris quelques mots simples d'une pie élevée par ses sœurs.

Certes ces remarques étaient curieuses ; c'était le premier échelon des nombreuses recherches qui restaient à faire.

La faculté d'entendre étant acquise comme la faculté de voir est rendue par l'opération de la cataracte, il a fallu procéder non-seulement au développement de la parole, mais aussi à l'intuition du langage. Mais pour atteindre à cet art conventionnel, comment fallait-il procéder avec une ouïe naissante, avec un organe vieilli dans l'inertie, avec des nerfs auditifs ayant acquis tout leur développement dans le silence, avec des muscles locomoteurs des organes vocaux et de la parole exercés seulement pour satisfaire l'acte si matériel de la mastication? Comment changer en peu de temps le langage mimique représentatif des idées, en une langue parlée? Quelles étaient les méthodes les plus favorables pour résoudre ces problèmes?

Fallait-il tout simplement parler à ces anciens sourds-muets comme nous parlons à un étranger pour lui apprendre notre langue? Fallait-il mettre un mot, une phrase à côté des signes mimiques qui ont le même sens ou plutôt qu'on s'efforce de leur donner?

Nous le pensâmes d'abord, et c'est ainsi que nous débutâmes dans l'instruction d'Honoré Trezel. Nos versions, nos thèmes, indiquaient des progrès réels; votre commission s'en est assurée en visitant les nombreux manuscrits de cet élève; mais la parole perfectionnée ne prenait pas de développement; les mots, les phrases n'arrivaient qu'après réflexion; chaque syllabe n'était pas frappée de cette force qu'on nomme accent; en un mot ce passage de la langue des signes à la parole conduit méthodiquement à l'aide de l'écriture et même de la dactylologie ne produisit que l'effet qu'a sur nous l'étude des langues mortes; je veux dire ce sentiment de répugnance que nous éprouvons lorsque nous sommes forcés de les parler.

L'éducation de l'ouïe et de la parole eut donc, comme la partie thérapeutique de mes travaux, son époque d'enfance, et par cela même ses incertitudes et ses fautes. *Dussault*, *Martin* et *Eugène Lecomte* figurent dans cette époque. Votre commission connaît ces jeunes gens, mais il est bon qu'elle les examine de nouveau depuis qu'ils sont livrés dans le monde à des travaux manuels, et forcés de communiquer à l'aide de leur ouie et de la parole. Le premier a appris dans un atelier l'état de dessinateur et de doreur sur porcelaine; le second, qui aujourd'hui est tourneur, s'est marié, il a des enfants qui entendent et parlent; enfin, le troisième est à Toulouse : on continue son éducation. J'ai eu occasion de le voir; il entend bien et sa parole s'est perfectionnée.

Quant à Honoré Trezel, celui qui de tous mes élèves a l'oreille la moins bonne, il est toujours chez moi; il se livre au dessin et à la peinture comme arts d'agrément; son état est de donner des leçons sur la physiologie du langage; il serait piquant de comparer ses élèves avec ceux qu'on instruit dans de grandes institution.

Tant de peines et tant de soins ne m'attirèrent pas l'approbation de tous les savants; on prétendit que mes élèves devaient apprendre à parler seuls, sans maîtres et sans méthodes.

Pour répondre à ces exigences, je me livrai,

à l'hospice des Orphelins, à une série d'expériences nouvelles. Elles furent commencées en 1828; elles forment la seconde époque de mes progrès. J'avais acquis la connaissance des éléments de la parole, et mes méthodes de prononciation et de lecture laissaient peu de chose à désirer, lorsque je donnai l'ouïe à deux jeunes filles, âgées de quinze à seize ans. En une année de temps, elles apprirent à lire à haute voix et à répéter toutes les syllabes et les mots qu'on émettait derrière elles ; elles communiquaient journellement avec cent élèves entendant et parlant sans cesse ; elles se trouvaient donc dans toutes les conditions les plus favorables pour s'inculquer la langue française; eh bien ! elles ne firent pas cet effort, quoiqu'elles entendissent le battement d'une montre éloignée à un pied de l'oreille. Une de ces jeunes filles mourut à l'hôpital Saint-Antoine. On ne m'appela pas pour en faire l'autopsie ; c'était cependant bien le cas de vérifier si j'avais bien jugé, pendant la vie, la cause prochaine de la surdi-mutité. Je fus plus heureux dans la famille du jeune ***. Les parents comprirent toute l'utilité de l'examen de l'organe de l'ouïe de cet enfant, qui mourut à la suite d'une péritonite chronique mal traitée. Pendant la vie, j'avais annoncé, à l'aide de la sonde, que l'oreille moyenne était le siége d'une phlegmasie chronique ; l'examen de cet organe, après la mort, prouva que ce diagnostic était exact. Cet enfant avait reçu par mes soins une éducation auriculaire et orale conjointement avec le jeune Philippe de Tessière ; tous deux formaient ma troisième série de sourds-muets, dite de perfectionnement. Celui-ci n'a pu échapper à la mémoire des commissaires chargés de suivre mes travaux. Dupuytren le chérissait et le recevait souvent chez lui ; ayant suivi les progrès du rétablissement de son ouïe, il considérait, pour ainsi dire, cette cure comme son ouvrage. M. le professeur Duméril se souvient de l'avoir vu caresser cet enfant ; il s'était chargé de démontrer à la commission toute la bonté de son ouïe et la facilité de sa prononciation. M. Magendie le fit paraître au Collége de France, lorsqu'il traitait dans ses leçons de l'exercice de l'audition. Après deux années de soins les plus assidus, on m'enleva cet élève. Il partit pour le midi de la France. A la suite de la coupe des cheveux, il fut pris d'otites aiguës et fut mal soigné. Il me fut impossible de le revoir et de continuer mes remarques sur le développement du langage, Sa parole était celle de tous les enfants de son âge ; il venait d'atteindre sa sixième année. J'ai élevé d'autres enfants, je dois vous en parler avec détails, parce qu'ils marquent l'époque que je nomme des méthodes d'éducation auriculaire et orale entièrement acquise : ils feront le sujet d'un deuxième mémoire.

Après avoir lu, Messieurs, la section de mon

compre-rendu qui traitera de l'ouïe, de là parole et des actes de l'intelligence dans l'exécution du langage parlé, je vous supplierai de faire examiner l'état de mes derniers élèves. Il devra être comparé à celui des enfants qui ont contribué aux perfectionnements que j'ai apportés dans la thérapeutique auriculaire et dans la physiologie des organes vocaux.

En 1826, M. le ministre de l'intérieur, d'après une demande du conseil d'administration des sourds-muets de Paris, sollicitée par M. le médecin Itard, ordonna et fit des fonds pour que les mêmes travaux fussent répétés dans cette institution. Il est aussi indispensable d'en examiner les résultats et de les comparer à ceux que j'ai obtenus. Je fais des vœux pour que l'on comprenne enfin que la comparaison des faits est la seule voie de progrès dans les sciences d'observation.

www.ingramcontent.com/pod-product-compliance
Ingram Content Group UK Ltd.
Pitfield, Milton Keynes, MK11 3LW, UK
UKHW021623130726
13696UKWH00005B/2026